LEÇONS

DE

PATHOLOGIE ET THÉRAPEUTIQUE

GÉNÉRALES,

OU

CONFÉRENCES PRATIQUES

SUR LES

ABERRATIONS ACTUELLES

DE L'ENSEIGNEMENT MÉDICAL ;

PAR

J. H. THÉOPHILE CAYOL.

INTRODUCTION.

PRIX : 75 CENT.

Postremò illius beneficio rationa-
les Medici ab empyricis et methodi-
cis distinguntur.
(Rauchini Pathologia Universalis.)

PARIS.

CHEZ L'AUTEUR,

Rue Neuve-Sainte-Geneviève, 22, et chez les principaux libraires.

UNE TRADUCTION ALLEMANDE DE CET OUVRAGE
est en voie d'exécution.

1855

DE LA SITUATION GÉNÉRALE

DE L'ENSEIGNEMENT OFFICIEL

EN MÉDECINE

JUGÉE PAR L'ÉTAT DE SON ENSEIGNEMENT GÉNÉRAL.

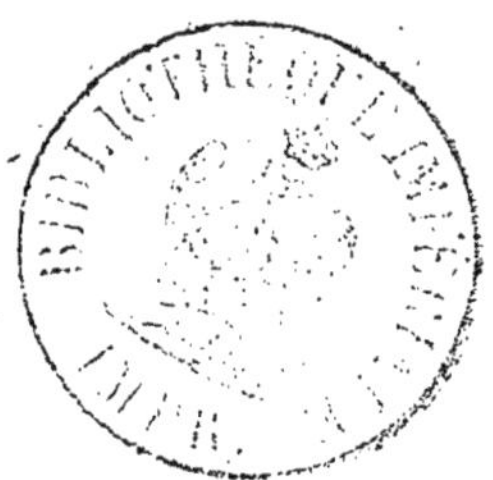

> Nesciunt profecto isti homunculi veram medici præstantiam non ex ægrorum pendere numero; sed ex ingenii excellentia doctrinæque ubertate.
>
> (*Friedlander ; Path. gén.*)

Non, nous n'aimons pas les prospectus : car nous savons combien on est en droit de s'en méfier, par l'abus qui s'en fait. Aussi nous gardons-nous de recourir à aucun de ces intermédiaires officieux derrière lesquels les auteurs se prodiguent la louange.

Il s'agit simplement d'une introduction dont on ne saurait se passer, car il faut bien entrer en matière et dire ce que l'on veut faire. Au fond, c'est le texte de notre première conférence, si ce n'est que nous devons y ajouter les explications nécessitées par la publication. Voilà pourquoi dans cette première exposition nous ne nous servons pas

1

de la forme plus ample et plus facile du discours parlé.

Ces préliminaires indiqués, disons donc en quoi consiste notre œuvre, son principe et son but. Elle se distingue par des caractères assez tranchés pour qu'il ne nous soit pas bien difficile d'en faire saisir de prime abord la signification, abstraction faite de tout jugement de notre part sur la mise à exécution. Cette œuvre n'est ni faite ni en voie d'être faite, au moins dans son ensemble, c'est-à-dire, selon les termes qui sont posés par l'état actuel de la science. Nous reconnaissons cependant et nous montrerons plus bas que beaucoup d'efforts malheureusement isolés ont été portés sur certains points particuliers par des médecins laborieux, mais peu favorisés dans leurs travaux, comme cela n'arrive que trop souvent par suite des circonstances qui circonviennent le labeur médical en ce qu'il a de spontané.

La grande école de Paris, qui prétend avoir la pleine et souveraine direction de tout ce qui se fait en médecine, n'a-t-elle rien fait en pathologie et en thérapeutique générales, pour justifier ses prétentions ? Ne peut-on trouver dans ses journaux, dans ses discours à l'Académie, quand elle fait acte de présence, rien de satisfaisant sur ce qui importe le plus à la science de l'homme? Enfin de la négligence des célébrités plus bien ou moins constatées comme *telles* par rapport à la pathologie et à la thérapeutique générales, doit-on conclure au peu d'importance pratique des questions qu'elles embrassent? c'est ce qu'il faut maintenant examiner consciencieusement.

Le congrès médical, d'illustre mémoire, dont la manifestation la plus caractérisée fut, on s'en souvient, une vive répulsion à l'égard des prétentions professorales, se trouva ne pas savoir formuler son instinct de réformation. C'est qu'il fallait commencer par juger les fruits de l'arbre, ou, pour parler sans figure, juger d'abord l'enseignement en lui-même avec des données doctrinales capables d'en faire voir les vices. Beaucoup que nous connaissons en sont encore là d'attaquer ce qui est, mais d'être divisés sur ce qui devrait être enseigné. C'est cependant à l'absence d'une doctrine assez nettement formulée pour rallier les esprits sur les notions essentielles de la médecine, que l'on doit rapporter la subjection de l'influence professionnelle vis à vis du professorat.

Quidquid delirant reges plectuntur achivi.

C'est que sans raison générale il n'y a pas de raison pratique. Il faut, dit Hufeland, généraliser les maladies et individualiser les malades, et nous ajoutons que les maladies générales sont les plus simples, les plus communes, les plus anciennement connues et les plus curables.

On en est venu à donner le contraire pour vrai, à faire croire que travailler avec ordre, c'est travailler mécaniquement. Ceux qui voulaient dominer ont dit : Il vous faut des faits, rien que des faits, et nous vous en donnerons. C'était là fausser de fond en comble l'observation; car aucun médecin, avec la pratique même la plus étendue, ne peut fournir l'histoire complète d'une seule maladie. Et à qui est-il permis d'ignorer qu'après avoir beaucoup vu numériquement certains médecins n'ont rien observé?

Zimmermann, dont la réputation, bien qu'il ait passé la plus grande partie de sa carrière confiné dans une petite ville de Suisse, a cependant conquis l'estime des plus grands savants, critique admirablement ceux qui se font de l'observation médicale une idée aussi étroite et aussi fausse. En somme, nos réformateurs vantent surtout leurs travaux d'anatomie pathologique. Là-dessus même il y aurait beaucoup à rabattre de leurs prétentions; car l'impulsion donnée à l'anatomie pathologique existait avant eux, le mouvement en faveur de ces mêmes travaux s'est continué par le fait de la médecine nosocomiale, et enfin le parti qu'ils ont tiré de ces recherches a été tout-à-fait contraire au développement normal de la science.

Mais de plus, dira-t-on, n'avons-nous pas le livre d'un ancien professeur et le cours *ex cathedrá* d'un de ses collègues sur cette matière? Faut-il attacher tant d'importance à la pathologie générale, et y chercher l'expression de la médecine actuelle?

C'est ainsi que souvent nous ont parlé les adeptes de la chose officielle. Le fait est que quand on vit dans un concours surgir des questions de cette nature, l'étonnement fut presque du scandale, tant on était peu disposé à ce genre de préoccupation. Une seule chose cependant devait étonner, c'est que ceux qui se disent avoir résumé la science médicale n'eussent pas traité les questions sur lesquelles ils étaient appelés à juger, quoique ce fût peut-être un bien pour les compétiteurs. Nous ne nions pas que la pathologie générale ne jouisse dans l'enceinte de l'école d'une existence nominale, mais nous soutenons qu'elle y est dépouillée de son importance réelle, et qu'il serait absurde de s'en prendre à la chose elle même avant de s'enquérir positivement de l'action qu'elle a exercée et de celle qu'elle doit exercer encore.

Prouvons donc ce que nous avançons; car en disant qu'il n'y a pas d'enseignement général, nous avançons une proposition qui, si elle est prouvée, réduit l'école à n'être qu'un secrétariat un peu coûteux et le plus lourd des impôts que supportent indirectement les médecins non privilégiés. Hé bien ! voyons donc le livre de celui-ci, et informons-nous de l'enseignement fait par l'autre: ici ou là trouvons-nous la reconnaissance formelle de la raison générale par rapport aux faits médicaux? Etablissent-ils en conséquence de ce prédicat indispensable la coordination de ces mêmes faits? Expliquent-ils comment le langage médical se composant principalement de termes généraux, il se trouve par le fait de leur doctrine que ces termes ne répondent en réalité à rien? Pas un mot sur tout cela. La pathologie générale de M. Chomel n'est qu'un recueil de définitions tautologiques à peu près comme celles-ci: la vie, c'est ce qui n'est pas la mort ; la maladie c'est ce qui n'est pas la santé. C'est que M. Chomel, pour éviter les erreurs purement théorétiques de ses devanciers, a pensé qu'il valait mieux ne rien exprimer d'une manière positive et affirmative. Il pouvait cependant, sans se tuer de philosophie, comprendre que pour ne pas donner à des faits secondaires une suprématie usurpée dans le domaine de la pathologie, il suffisait de remonter jusqu'au fait principal au-dessus duquel aucun autre ne peut dominer. C'est ce qui a été très-explicitement reconnu sous le nom de vitalisme par Vander-Kemp, Keastloot, Hartmann, etc.

Comme on ne saurait se tromper sur les données essentielles de la médecine que faute de n'avoir pas compris la tradition, le même professeur ose avancer qu'Hippocrate et ceux qui l'ont suivi de plus près, n'ont jamais fait de pathologie générale. Tous ceux au contraire qui ont compris les livres immortels de l'Hippocratisme sont d'accord sur ce point que la médecine antique s'est attachée principalement et même exclusivement à tracer les traits généraux des maladies (1). C'est ainsi que peut être résumé le jugement porté sur la doctrine d'Hippocrate par Laënnec, Bérard, et Littré. Ce sont là des auteurs qui peuvent bien être pris pour juges de M. Chomel. Même comme lexicographie ou technologie médicale, l'ouvrage de M. Chomel se trouverait encore inférieur à celui qui fut publié par

____

(1) Χοινοτητες.

Daniel en 1781. Etonnez-vous après cela que la pathologie générale compte pour peu de chose. Esprit plus cultivé, M. Requin a corrigé un peu son maître; mais, malgré l'excentricité du style, il n'a pas osé quitter la fausse route du nominalisme.

Disons en passant que tous les professeurs de l'école n'ont pas abdiqué au même degré le travail intellectuel par lequel un fait prend sa signification en se généralisant. Nous nommons avec plaisir comme étant des esprits beaucoup moins serviles, M. Gerdy qui publie en ce moment une Pathologie générale des maladies chirurgicales, et M. Trousseau qui repousse maintenant le nihilisme de son entourage. Que dire de M. Dubois (d'Amiens), qui renie dès son introduction l'importance, et jusqu'à la réalité de la pathologie générale, après en avoir posé le titre sur son livre, sinon que l'on peut sans beaucoup d'efforts et de recherches, arriver à être secrétaire de l'Académie royale, nationale et impériale de médecine? Ma méthode, dit-il, est analytique au fond quoique synthétique dans sa forme! Malgré l'uniformité du titre, MM. Chomel et Dubois ne s'entendent pas même sur le choix des questions.

A défaut de pathologie générale, nous avons l'éclectisme, c'est à dire l'infatuation individuelle. Cette méthode médico-philosophique avait été proclamée au 17ᵉ siècle par Meniot. Mais ce médecin de Paris nous apprend de quelle manière plus élevée il en comprenait l'application. Il voulait montrer aux médecins la nécessité de faire concourir entr'elles les connaissances éparses dans chaque système, mais en les cordonnant selon les observations primitivement faites. Ce fut la gloire de Sennert d'avoir commencé cette tâche qui est celle de la médecine moderne et de Haën embrassant lui aussi les faits avec cette ampleur de vue qui ne faisait plus apparaître à ses yeux les systèmes que comme des moyens artificiels, s'écriait : la médecine de Boërrhaave est celle d'Hippocrate. Tels ne sont plus, de beaucoup s'en faut, les éclectiques d'aujourd'hui, parce que leur rationalisme fait d'une méthode une doctrine.

Interrogeons M. Andral. C'est lui qui a *voulu* être professeur de pathologie générale ; ce qui semble dire qu'il comprenait pour la médecine l'importance de l'enseignement supérieur. Hélas ! qui n'a renoncé à suivre les palinodies et les divagations de cet esprit incertain ? Pour le moment il enseigne la philosophie grecque. Mais enfin ne pourrait-il pas répondre aux questions que nous allons lui faire pour le compte de ceux qui sont curieux de savoir si le professeur lui-même attache une grande importance à son enseignement. Assurément s'il n'a pas publié ses leçons, ce n'est pas qu'il manque d'éditeurs merveilleusement disposés. Voici donc nos questions : N'y a-t-il pas pour la pathologie des notions formelles ou logiques; autrement dit, le médecin avec des faits, ne peut-il rien dire ou faire qui soit absurde? L'observation n'est-elle astreinte à aucune condition générale? la médecine doit-elle toujours tourner dans le même cercle d'erreurs, et justifier cet adage qui semble devenu sa devise :

Multa renascuntur quæ jam cecidêre cadentque.

Peut-on dénommer un acte sans indiquer son genre avec sa spécification ? Faut-il donc toujours diviser ce qui doit être simplement distingué ? La Séméiotique , malgré le sens étymologique du mot, aurait-elle perdu, pour le bon plaisir de M. Andral, toute valeur significative ? Ou bien si avec le pronostic elle forme encore les deux beaux attributs de la sagesse médicale, quel principe s'y trouve impliqué par opposition à tout autre genre de connaissance? N'y a-t-il que des causes immédiates, car c'est là tout le problême, jusqu'ici mal posé, de l'application du raisonnement physiologique à la pathologie (1). En dégageant ce même mot physiologie de l'amphibologie qui l'obscurcit, on trouve que dans son sens le plus étendu il est également applicable à la pathologie ; mais alors selon une manière plus générale de considérer les faits, et d'après l'observation seulement. Aussi Ludwig, Grégory, Caldan, Caillot, etc., ont-ils indiqué l'indissolubilité de ces faits par le titre même qu'ils ont donné à leurs ouvrages. On ne peut résoudre autrement les difficultés tant de fois débattues sans retomber dans la pathologie du *præter naturam*. La pratique, pour n'être ni empirique ni systématique, n'a-t-elle pas besoin de la pathologie générale, comme le dit notre épigraphe de Ranchin ? Cette même pathologie générale ne mérite-t-elle plus les noms, dont on la décorait autrefois, de préparation à la médecine clinique , d'institution médicale ? car ces différents noms indiquent ses différentes attributions. Les *préleçons* de Stoll n'offrent-elles pas en même temps un modèle de médecine pratique et de pathologie générale ? Quel rapport y a-t-il entre la pathogénèse et la thérapeutique ? Cette dernière

(1) Picquer avait déjà fait de louables efforts pour en poser philosophiquement les termes scientifiques.

n'a-t-elle pas besoin d'être considérée également d'une manière générale, ainsi que le dit Vallesio, pour en tirer l'intelligence des applications(1)? Enfin, et pour ne pas tout dire, après avoir précédé l'anatomie générale, la pathologie *in genere* n'aurait-elle plus de droits acquis? En voilà assez pour mettre M. Andral en demeure de justifier son enseignement. Serait-ce l'effet du progrès de comprendre moins bien les choses que Gorter les comprenait, bien qu'il ne possédât pas les données dont nous sommes en possession ?

Mais, dit-on encore, on peut bien se passer de pathologie générale, puisque l'on s'en passe.

Oui, on s'en passe, mais soit en n'affirmant rien, soit en se contredisant de la manière la plus complète. Nous citerons peu d'exemples, mais très frappants. M. Chomel avait publié en 1824 un Traité des fièvres, où il imitait, mais en mal, les pyrétologies alors en vogue. Après 1830, il jugea à propos de tenir pour non avenu ce qu'il avait fait, et de se faire le disciple de M. Louis pour le typhoïdisme. M. Andral avait publié une clinique médicale en tête de laquelle se

(1) Constat vero has (præceptiones communes) non posse illis (præceptionis pecularibus), esse contrarias. Sed aliquid præterea adjicere, communi methodo semper salva : quia illud ipsum quod adjicitur, in ratione communi continetur.

trouvaient placées des observations sur les fièvres.
Dans sa seconde édition ces observations disparurent et furent dispersées au hasard au milieu des autres maladies. M. Trousseau en inaugurant un traité de thérapeutique, avait donné place à une énorme élucubration de M. Pidoux sur l'inflammation. C'était, disait-on dans l'ouvrage, un travail capital et d'une grande portée. Il a cependant été supprimé dans l'édition subséquente. Voilà dans quelle incohérence on tombe quand on veut se passer de pathologie générale. C'est tout simple. La maladie étant spécialisée en dehors de tout rapport antérieur et générateur, se trouve très-matérialisée, mais si bien qu'elle devient un être isolé, abstrait, sans vérité et tout-à-fait idéal par rapport aux moyens curatifs. C'est ainsi que le matérialisme mène, en médecine comme ailleurs, à l'idéalisme, en raison de l'erreur radicale par laquelle il identifie la cause et l'effet. Cette dénomination de panthéisme médical est plus vraie, parce qu'elle est plus compréhensive que celle de matérialisme, et nous l'adoptons en outre pour calmer l'appréhension de ceux qui nous supposeraient l'intention d'amoindrir le parti que l'on doit tirer des moyens d'investigation fournis par la physique et par la chimie.

Les plus entêtés dans le positivisme absolu, que MM. Comte et Littré ont formulé hardiment, disent que pour constituer une pathologie générale, il faudrait que la médecine eût une théorie achevée. C'est ainsi que le panthéisme médical en paraissant sous les traits timides de l'empirisme se contenter de peu, en vient toujours à ceci : tout ou rien. Or, c'est là une nécessité de la raison théorique quand elle veut se détacher de la raison pratique. On peut voir comme les termes mêmes ⸀e cette objection sont sophistiques ; car ce qui existe n'est pas à créer, à constituer. On ne peut réduire légitimement un fait général à n'être qu'un fait particulier, ni réciproquement : de quoi s'étonner quand on songe que ce qui indique le mieux la subversion doctrinale, c'est la confusion du langage, comme nous l'avons vu pour le mot physiologie. Toujours est-il que par suite de cette confusion qui est pour beaucoup dans les erreurs que nous avons à démêler, nous nous sommes vus obligés à la nécessité de donner, avant d'entrer dans l'exposition des faits, des explications philosophiques, malgré la répulsion que nous savions devoir provoquer chez certains esprits qui n'aiment pas à sortir de l'obscurité, *ne benè agerent*. La pathologie et la thérapeutique générales n'offriraient que des propositions très-simples par elles-mêmes si pour l'intelligence des faits on ne devait éloigner les erreurs par lesquelles la science a été faussée. A qui la faute? Cependant les médecins qui se proclament matérialistes, mettent en avant qu'ils n'abandonnent les questions générales que pour être toujours clairs. D'où viendrait donc cette translucidité de la *matière*, mot qui veut dire ce qui n'est pas quelque chose, mais ce avec quoi quelque chose peut être fait? Suffit-il que les yeux soient frappés par les objets pour les comprendre? Si l'on veut des exemples plus directs, nous citerons les ouvrages qui parmi les médecins matérialistes passent pour des chefs-d'œuvre, tels que celui de Broussais sur la folie, celui de Cabanis sur les rapports du physique et du moral, et nous demandons si ce sont-là des ouvrages parfaitement intelligibles. On peut en dire autant des discours dans lesquels M. Rochoux sermonait l'Académie sur les avantages de l'hypothèse matérialiste.

Pour ce qui est des pathologistes de Montpellier, ils en sont encore à ce qu'ils appellent la doctrine des élémens. Qu'est-ce qu'une fièvre nerveuse? C'est l'élément fièvre qui est venu se greffer sur l'élément nerveux. Avec cela on se dit n'être pas médecin matérialiste, et l'on est content. La vérité est que de cette manière on fausse l'étiologie et que l'on borne étroitement la thérapeutique. Sans être beaucoup mieux posée doctrinalemeut pour l'interprétation des faits, cette école, par une sorte de ferveur paresseuse se dispense de toute investigation matérielle, malgré les résultats déjà dus à ce genre d'investigation depuis le développement des sciences physiques, et comme si l'organisme lui-même, par son mouvement incessant d'assimilation et d'élimination, ne nous montrait pas la nécessité de tenir compte des matériaux qu'il élabore. Or si les investigations matérielles ne peuvent nous expliquer intégralement les actes vitaux, il n'en est pas moins vrai que la matière sous les coups de l'expérimentation nous laisse voir des rapports partiels dont on tire ensuite des connaissances utiles, mais non d'une portée pratiquement bien étendue. La doctrine doit constater et coordonner les découvertes théoriques, bien loin qu'elle soit en droit de les repousser indistinctement. La tradition nous donne la raison et la portée des recherches de ce genre : aussi pour nous n'a-t-elle son expression ni à Paris, ni à Montpellier. Ce mot élément (1) appliqué à la pathologie comme consé-

(1) Elementum partis solidæ corporis humani dicitur parti-

quence de la suprématie donnée à l'analyse, n'implique-t-il pas opposition à la dénomination de pathologie *générale* en tant que cette dernière dénomination naît de l'unité doctrinale? Mais la variété des aspects sous lesquels se présente un sujet aussi complexe que l'homme, la faiblesse des esprits les plus forts quand il faut embrasser les faits multiples de l'organisation et en suivre les conséquences, expliquent pourquoi et par quelle faillibilité essentielle à notre nature, selon l'expression de Lamennais, certains points de vue défectueux n'ont pas été sans une heureuse influence. Cette doctrine des éléments s'allie avec la théorie physiologique des propriétés vitales dont M. Brachet a fait voir l'inanité. Rendons justice à un homme qui chercha avec une rare pureté d'intention et avec de laborieux efforts à tirer la médecine de la confusion dans laquelle elle se trouvait au commencement de ce siècle. Nous voulons parler de Bérard, qui formula le mieux cette doctrine des éléments, et qui, malgré l'impossibilité d'arriver à l'unité par l'analyse, s'imagina l'avoir fixée, quand il l'eut publiée par trois fois dans le grand Dictionnaire des sciences médicales, à titre

cula minima mixti, ex quo partes organicæ componuntur.

(Nietzki, 1784. Lausannæ).

2

d'introduction à la *Revue médicale*, et comme appendice au Traité de Dumas sur les maladies chroniques. Après avoir relevé le nom de Raison pratique, dont Kant, en faveur des sciences physiologiques avait montré l'importance, mais qui avait perdu son autorité, le médecin Philosophe de Montpellier annula immédiatement cette distinction, et ne voyant dans l'évolution doctrinale qu'un procédé de l'analyse, au lieu de ne voir dans celle-ci qu'un moyen de développement sous des conditions déterminées. Les bons auteurs, ceux qui résistèrent à l'entraînement des mots en vogue, continuèrent à faire peu usage du mot analyse car ils s'aperçurent que l'usage trop étendu de l'analyse, amènerait à reconnaître en principe la division indéfinie et par suite l'anarchie : c'est l'arbitraire, en effet, partout ailleurs qu'en chimie. De plus, ils n'ignoraient pas comme praticiens que les actes ne se jugent pas par leur isolement, mais par leur rapprochement. Aussi, disaient-ils, *ratio symptomatum*, c'est à-dire, raison des faits, dans toute son étendue et selon leur développement et leur filiation.

Cette doctrine des éléments s'opposa cependant d'une manière heureuse aux excès du Broussisme, bien que par une erreur empruntée à la philosophie d'Edimbourg, elle ne voulût reconnaître d'autres principes que les causes expérimentales ; car Barthez n'en voulait pas d'autres ; pour lui cause, principe et élément sont des mots synonimes ; c'est tout dire à qui sait comprendre. Michu fut un autre interprète et non sans mérite de ce Baconisme. Le Broussisme faussait bien plus la détermination facultative des maladies, mais il avait l'unité qui même factice devait lui attirer les intelligences. Le vrai mérite de Broussais, comme ses leçons en font foi, c'est d'avoir poursuivi cette pensée que les faits particuliers de la pathologie doivent être subordonnés à des faits généraux et ceux-ci à un fait principal. Bérard subissait donc l'influence des idées qu'il combattait. Or il importe de bien comprendre la valeur réelle de ces idées relativement au développement des connaissances théoriques et pratiques considérées dans leur ensemble. Narguant les efforts passés de l'esprit humain, elles en faisaient une histoire imaginaire. Selon ce *philosophisme*, les notions générales seraient essentiellement théoriques ; réciproquement les notions pratiques ne seraient autres que les notions analytiques. C'est aller contre tout ce qui se fait et tout ce qui se voit. Cela est vrai pour la chimie; mais si étendue que soit cette science, elle ne représente qu'un ordre limité de faits, subordonnés aux lois générales de la physique et les derniers venus dans l'ordre du développement scientifique : autrement, qui dirait philosophie dirait chimie diversement appliquée; ce serait la source et l'archétype de tout le reste. A vrai dire, certaines ambiguités laissent apercevoir cette monstrueuse conception. N'avons-nous pas des théories sociales qui ne sont autres que des théories chimiques? C'est le conflit panthéistique ou positiviste d'aujourd'hui dans sa dernière profondeur, mais non dans son dernier tourment. Ceux qui dégradent la médecine sous prétexte que, comparée à la chimie, elle ne calcule pas aussi rigoureusement les effets, font ce raisonnement : la chimie peut avoir une philosophie, parce qu'elle possède une théorie, mais la science de l'homme n'en est pas là. Pour répondre à ce paradoxe très-répandu, il suffit de remettre les mots et surtout les choses à leur place. C'est précisément parce que la chimie est essentiellement théorique, qu'elle n'a partant aucune notion doctrinale, c'est-à-dire ayant rapport à la vie, qu'elle n'a pas d'actes diversement préparés et diversement provoqués à réglementer, qu'elle ne peut fonder une philosophie, à moins que celle-ci ne s'adresse plus à l'homme, à moins encore que l'on ne se contente de considérer, avec le professeur Dumas, l'homme comme de l'air condensé. Sans insister plus long-temps sur ces questions qui méritent l'attention des hommes qui sentent le besoin de donner à la science des convictions bien établies, nous con-cluons que la Raison pratique une fois mise de côté, il n'y a plus pour le médecin que l'empirisme cou-rant sans cesse après la théorie sans jamais la rencon-trer. Plus tard, quand Bérard se fut dégagé du joug de Montpellier, et fut arrivé, malgré la coterie de Bar-thez, à être nommé professeur, il montra dans son fameux discours sur le génie de la médecine, qu'il voulait réformer la médecine par l'unité de la tradi-tion. Malheureusement ses forces, comme il arrive souvent dans de si grandes tâches, ne lui en laissè-rent pas le temps. M. Peisse de la *Gazette médicale*, dans son jugement sur l'école de Montpellier, a accusé cette faculté de s'occuper trop de doc-trine et pas assez de pratique, comme si ces deux reproches pouvaient rimer ensemble. De la part d'un esprit aussi nourri de philosophie, il y a de quoi nous étonner, car il ne pourrait prouver pour justifier ses conclusions que l'école de Paris tout en ne s'occupant pas de doctrine fasse beaucoup pour la pratique. On ne saurait trop le répéter : toute doctrine qui n'a pas un sens pratique, n'en est une que de nom.

La foi qui n'agit point est-ce une foi sincère?

Tel est l'exposé par lequel nous devions montrer ce qui a été fait en France depuis le commencement de ce siècle pour le développement des notions générales de la pathologie. La pathologie générale vétérinaire de M. Rinard mérite d'être aussi consultée. Nous n'avons pas à remonter plus haut, car alors il faudrait faire toute une histoire de la pathologie générale, c'est-à-dire du *progrès* en médecine : cela viendra plus tard. Nous ne ferons donc pas une appréciation détaillée des institutions de Haën, qui, devenues classiques, ont donné une forte impulsion à la médecine de toute l'Europe. Nous nous contenterons aussi d'indiquer les traités compendieux de Ludwig, de Gaubins, celui plus récent et plus complet de Sprengel. Tous ces ouvrages ne sont dominés par aucune idée systématique, et s'ils ont perdu l'intérêt de l'actualité, c'est que les vérités qui sont élaborées, sont devenues, en se vérifiant, du domaine public.

Ils ont aussi, malgré leur mérite, à être complétés aujourd'hui sur bien des questions. En nous restreignant donc à l'examen des travaux récents, nous ne devons pas passer sous silence ceux qui, sans relever d'aucune école, n'en ont que plus d'importance. A l'étranger nous devons nommer Hartmann qui a soutenu la gloire de la médecine de Vienne; Friedlander, dont l'ouvrage est peut-être le plus original en ce genre; Schina dont le traité est un peu court, mais très-substantiel; Lorenzo Martini, esprit juste parce qu'il est vaste. Cet auteur se livre un peu trop à l'exposition des systèmes italiens, qui ne sont plus que des débris sans vie. D'autres auteurs, sans publier d'ouvrages exclusivement consacrés à la pathologie générale, en ont traité dans leurs ouvrages de médecine pratique, reconnaissant par là ce que nous cherchons à rétablir après eux que sans notions générales on ne peut que se tromper dans l'appréciation des faits particuliers. Ont agi ainsi : Pruys Vander Hœven professeur à Leyde, dans son *de arte medica*, et M. Gendrin dans son traité philosophique de médecine pratique. On n'accusera probablement pas ce dernier d'avoir manqué d'activité dans les investigations particulières; car il est peu de maladies qu'il n'ait éclairées par ses recherches; mais il n'a pas pensé, comme tant d'autres, qu'il dût refaire la science en rejetant les vérités générales et traditionelles. C'est par là que ses écrits ont conservé leur valeur. Malheureusement son ouvrage où nous trouverons d'excellentes choses, est resté inachevé. Nommons enfin Caillot, médecin éminent de la marine, le vénérable Giraudy, comme ayant contribué dans les temps difficiles à répandre les saines traditions. Dans aucun de tous ces ouvrages nous ne trouvons réunies toutes les questions dont l'ensemble constitue le vaste domaine de la pathologie et de la thérapeutique générales. Ce qui importe encore plus, c'est que les questions dans leur *forme* n'y sont pas celles qui à l'heure qu'il est intéressent le plus vivement l'esprit médical. Des publications moins considérables par leur étendue, dispersées dans différents recueils, nous fourniront d'utiles documents, et nous aideront à protester contre l'incurie de la médecine officielle relativement aux problèmes qui intéressent le plus la santé publique. Cette critique préliminaire et générale qui nous sert d'introduction, trouvera son complément dans l'examen détaillé de ce qui aura été fait sur chaque question en particulier. Ainsi pour la définition de la maladie et la nomenclature pathologique nous aurons à signaler les paralogismes de M. Rostan. Il sera curieux de le voir aux prises à deux siècles et demi de distance avec Ranchin, qui fonda l'amphithéâtre anatomique de Montpellier. Pour les phlegmasies, nous verrons les efforts malheureux de M. Bouillaud en faveur du Broussisme. Cet ilustre professeur par ses hautes conceptions méritera d'attirer notre attention en plus d'un endroit. Zélateur du phrénologisme, il croit y avoir découvert le secret de la pathologie cérébrale. Il a inventé l'enquête thérapeutique pour mieux se débarrasser de la raison pratique et des praticiens. Sa formule des saignées coup sur coup constitue, sous forme d'in-8°, sa philosophie médicale. A propos des fièvres, nous verrons M. Chomel fausser la pratique de toutes les affections aiguës. Nous aurons également à examiner les assertions de M. Cruveilhier quand il nie la régénérescence des nerfs, malgré les preuves apportées par Nannonius et Verger. En recherchant comment il faut entendre la doctrine des anciens sur les métastases, nous ne serons pas sans repousser cette autre erreur du même professeur lorsqu'il affirme que la phlébite domine toute la pathologie. Quand on veut faire dominer une maladie, c'est toujours pour dominer soi-même. Nous n'aurons garde d'oublier les superfétations néologiques de **M. Piorry** et les prétentions chirurgicales de **M. Velpeau** au sujet des maladies de la matrice. Enfin notre critique s'achèvera en résumant les raisonnements par lesquels **M. Bérard** dans sa Physiologie, suivant en cela les errements de Royer-Collard, son ancien collègue, s'est efforcé de donner le panthéisme pour base à la science de l'homme. Dans cette critique, bien qu'il nous soit impossible de taire les noms et les positions qui ont donné à certaines erreurs un funeste éclat, nous éviterons d'imiter la manière dont se traitent ces messieurs, quand ils en viennent à exprimer publiquement leur désaccord. Réduite à sa seule valeur, l'ironie n'est que l'expression d'une conviction mal établie et ne vient pas toujours d'une intention pure; car elle irrite au lieu de convaincre.

Si, après avoir blâmé les énormités là ou nous en rencontrerons, nous prendrons soin d'indiquer en toute circonstance, les travaux vraiment sérieux où l'on pourra trouver à compléter les questions que nous n'aurons pu traiter avec assez d'étendue. C'est dans les mémoires couronnés par les sociétés médicales des départements, et dans les thèses inaugurales (celles de l'agrégation étant dépourvues généralement d'originalité qui témoignent des efforts nouveaux de notre génération médicale, que nous trouverons les travaux les plus profitables. Nous ferons donc ainsi une chrestomatie, c'est à dire recueil de ce qui est utile à consulter, et c'est d'autant plus important qu'on ne saurait s'imaginer les lacunes de la bibliothèque de l'école. Se procurer les ouvrages nécessaires n'est pas la partie la moins pénible du labeur de celui qui veut se livrer à de sérieuses recherches. Il est vraiment étrange que le bibliothécaire ne soit pas tenu de dresser un catalogue méthodique des thèses, afin qu'il soit plus facile de les consulter. Le classement des matériaux de la science sous le nom de méthodologie est considéré avec raison, en Allemagne, depuis Haller, comme très important. Nous ne quitterons pas l'exposition de ce qui a été fait avant nous, sans faire un éloge tout particulier de la médecine lyonnaise; sans se donner la funeste gloire de former secte, elle est un foyer de hautes et fortes études; elle tient bon et contre les aberrations anti-doctrinales de Paris, et contre la quasi-doctrine de Montpellier.

Après avoir posé un fait générique suivant les conditions propres de son développement, il nous arrivera souvent d'indiquer sous forme de tableaux les faits particuliers qui en naissent. A l'aide de cette condensation typographique , l'esprit saisira mieux et plus vite le passage par lequel s'opère la particularisation ou *localisation* des maladies , disons mieux, leur spécification. C'est ainsi qu'après avoir indiqué la physionomie de la faiblesse radicale, nous montrerons les différentes phases de la débilité sénile, diversement et successivement dans les organes où elle se manifeste ; de même, après avoir posé les bases de la nomenclature, nous donnerons le modèle de son application dans trois tableaux ; l'un des métro-elkoses (ulcérations du col de la matrice) ; il importe de voir comme quoi ces affections n'ont été si mal traitées que parce qu'elles ont été séparées de leurs conditions génériques de développement. Un autre tableau montrera les dermatoses, dont la synonimie est effrayante, ramenées à une plus grande simplicité d'exposition. Le troisième sera celui des gastroses. Nous ferons de même pour les maladies contagieuses. Un tableau, peut-être encore plus important que ceux-ci, sera celui qui fera saisir d'un coup d'œil les corrélations principales de la pathogénèse et de la thérapeutique. Nous choisirons nos anecdotes pathologiques parmi les maladies peu ou mal étudiées , afin de mieux montrer la fécondité de la pathologie générale.

En ajoutant des avis professionnels, là où ils nous paraîtront motivés par les questions elles-mêmes, nous ne ferons qu'imiter ce qui a été fait dans d'excellents ouvrages, et ce qui en Allemagne fait partie de l'enseignement. Nous parlerons, par exemple, de l'importance des consultations écrites et de l'abus des consultations à la *course.*

Sans vouloir gêner notre liberté sur les modifications d'exposition qui pourraient se présenter dans le courant de notre publication, nous voulons donner un aperçu des questions qui nous ont paru exiger une plus grande attention, et qui formeront notre conspectus medicinæ, selon l'expression de Gregory.

PROGRAMME.

De la raison générale.—Elle est formelle et finaliste dans son mouvement pratique. — En quoi elle diffère de la raison théorique.—Leurs rapports respectifs chez les anciens et chez les modernes. —Pline. — Nécessité de les comprendre distinctement pour les réunir. — Du service immense que la médecine est appelée à rendre par là à la philosophie. – Les erreurs les plus préjudiciables sont venues de n'avoir pas approfondi ces questions. — Définition différentielle de la théorie et de la doctrine ; — de ce qui est positif et de ce qui est pratique. — Cette di²-férence est d'une fréquente application. — Il faut trois conditions pour constituer une philosophie doctrinale.—Trois caractères principaux des actes vitaux. (Hippocrate, Aristote, Kant, Schlegel, Humboldt, Sydenham).

De la séméiotique et du pronostic. —La Sphyg-mologie appartient-elle en propre à la séméiotique? Essai d'une chromatologie à la fois médicale et artistique. — Définition de la pathologie générale par opposition à la pathologie autopsique ou po-sitiviste.

Vie et maladie. — Il n'y a que deux manières de comprendre l'une et l'autre, parcequ'il n'y a que deux philosophies : l'une bonne et l'autre mauvaise. — De la conception panthéistique ou de l'hypo-thèse matérialiste.— Preuves tirées principalement de l'organogénie et de l'anatomie pathologique pour montrer qu'elles dénaturent les faits de l'or-ganisme. — Singulier propos de M. Rostan au su-jet de l'altération, considérée comme principe à l'é-gard des maladies. — Nyctalopie des gabiers.

La doctrine opposée embrasse tous les faits, et a été celle de tous les bons observateurs. — Sa vérification par l'organogénie, par l'anatomie comparée et par l'anatomie comparée, qui réunies constituent l'anatomie générale. — M. J. Guérin contre M. Rostan. Réaction.—Renitence comme signe de vitalité.— Régénérescence. — Enkystement, etc.

De la nomenclature pathologique.—De l'impossibilité d'une classification uniforme, prouvée par la nature des faits et par le grand nombre d'essais infructueux. — Sauvage, Vitet, Puccinotti, etc.—Des principes très simples qui doivent présider à la construction de la nomenclature. — Elle a été empêchée jusqu'ici par l'anatomo-pathologisme. — (Gibert). —Possibilité d'un système d'abréviations aussi simple que celui de la chimie.

De la quiddité morbide. — Du genre. — Son importance prouvée par une étude *médicale* des cicatrisations, par les arthropathies, etc.

Trois sortes de maladies générales, (Ludwig, Hunter). Cause considérée comme genre. — Moments pratiques. — Processus pathologique. — Diagnostic. (Rioland) — Il est plus avancé, mais non mieux compris depuis les acquisitions de l'anatomie pathologique.—La pathologie des affections du cœur prise pour exemple ; parce qu'elle doit beaucoup aux recherches modernes—Dénomination

et détermination. —Examen et exploration.—Stra-
tégie médicale. —Conséquences d'une bonne définition de la maladie par rapport à l'ordre didactique
et pratique que l'on doit établir entre les différents
objets qu'embrasse la médecine.

De la faiblesse radicale. — Elle n'implique pas
un dynamisme abstrait. — Sa physionomie propre.
— Des métaptotes dont elle constitue l'opportunité
pathogénique; latence, adynamie, convalescence,
chronicité, sénescence, rechute, récidives. — My-
thologie de la force radicale. — Sens profond de
ses dérivés dans les langues primitives.—(Smet,
Kloekof, Lucadou, etc.)

Métastases. — (Sœmmering) Phlébite. — Sous
quelles conditions peuvent-elles devenir curatives?

Intermittence. — Latéralité morbide. — Ré-
mittence. — Périodicité : Sommeil. — Horloge de
Flore.

Climats et saisons. — Nord et midi. — Leur
histoire politique ne peut être expliquée que par la
physiologie. — Utilité politique d'une géographie
médicale.

Epidémies et épizooties.—Contagion.—Virus.—
Septicémie typhique. —Infection. —Atmosphères
vermineux. — Effluves. — Endémies. — Maladies

produites par les céréales.— Intoxication. — (Val, Hildebrand, M. Audouard, Gardet et Cattet, etc.)

Acclimatement. — Nouvelle théorie rigoureusement déduite de la physiologie générale.—Médecins Français de la marine et des colonies. —Madagascar.

Hérédité. — Remarque de Gregory. — Son action est la cause le plus profonde de toutes celles qui modifient l'organisme. — Une maladie peut être héréditaire sans être semblable à celle d'où elle vient. — Théorie empruntée à l'entomologie. — L'hérédité n'est pas particulière aux maladies générales.—Microphtalmie. — Affections connées.— Rickets.

Ages et tempéraments mieux étudiés par Cubanis que par Barthès. — (Wedel). — Polysarcie. — Recrutement à réformer.

Professions insalubres : Chauffeurs, filateurs, etc. Système du réformateur Owen.

De l'étiologie en général.—Immunité. —*Circulus causarum internarum.*

Conflit existant entre l'irritation, la congestion, l'inflammation et la fièvre par le fait de leur parenté. — Reconnaissance de leurs droits réciproques.

La doctrine de l'inflammation est complète, bien que sa théorie ne soit pas fixée. — Exposition de cette doctrine. — Délinéation pyrétologique. — Fièvre puerpérale. —Diagnostic remarquable porté par F. Hoffmann. — (MM. Pidoux, Monneret, R. Latour, Aran).

Diacrises et hémorrhagies. Ces dernières sont rapportées pour une proportion trop grande aux obstructions. — Pneumatoses. — Acholie.

Névroses. — Nul ne doit mieux connaître que le médecin la différence qui distingue radicalement la sensation du sentiment. — L'existence seule du sentiment comme fait primitif suffit pour exclure de la biologie anthropologique la possibilité de régir les faits par la raison théorique.— Les passions sont naturelles, mais non fatales (Cicéron, R. P. Coëffeteau, De la Chambre). Elles constituent des maladies en instance, ayant leur enchaînement, leurs oppositions, leurs rechutes, etc.

Distinction des névroses en spasmodiques, choréiques, vertigineuses, soporeuses, extatiques, paralotydées, paralytiques et *paraspondématiques*. — Asphyxie cérébrale ? — Y a-t-il dans ces états pathologiques de quoi supposer avec Moor, Cullen, Voulonne, etc., la mise en jeu d'une puissance fluidiforme ? —Magnétisme. —La causalité organique est aussi déterminable dans ce genre d'affection

que dans tout autre. — Impatiences , caprices.
— (B. de Moor , Caldan , de Whitt, Heberden,
Bardenaté, etc.)

Névrose ganglionnaire. — Hypochondrie chez
les femmes. — Mysogynie.

Asthme faussement appelé thymique-Congloba-
tion hystérique. — **Névralgie générale.** — **Proso-**
palgie de Fothergill. — **Coxalgie de Cotunni.**—
Hépatalgie. —Polydypsie protopathique.

Affections rhumathoïdes.—*Spasmus Paracelsi*
fixus.

Ulcérations et gangrènes.

Cachexies ou dyscrases. — Coagulations vei-
neuses.—**De la chlorose dans son sens générique.**
— On a mal limité le sens de cette dénomination.
— Chez les hommes et particulièrement chez les
fumeurs.—Opinions d'Aétius , de Mercatus, **de**
Swalve , de Raulin, etc., sur les altérations qui
accompagnent ces affections. — **Pancréas et foie**
dans ces affections. — **De la goutte, c'est à dire**
des discrases hyperplastiques. — **Albuminurie cri-**
tique.

Productions hétérologues ou métaschêmes. —
Leur développement et leur métamorphose. —
Sont-elles des maladies? Quels sont les médecins

d'aujourd'hui qui ont étudié l'anatomie pathologique autrement qu'au point de vue fataliste? -- Oncologie.

Antagonisme.—Extension que l'on veut donner au procédé de l'inoculation. — On rapporte maintenant à l'antagonisme ce que l'on expliquait d'abord par la sympathie. — On fait de même par rapport aux faits sociaux.— L'étude des complications morbides négligée depuis que l'on méconnaît le primordialisme des actes vitaux, constitue la seconde partie de la pathologie, générale: réunie à la première, elle embrasse la totalité de la pathologie spéciale qui en forme le milieu facultatif ou organique. — Montalte, Metzer, Mitchell, Rega, MM. Boudin et Fuster. Complications , combinaisons et coïncidences. -- (Lorry). Perturbations pathologiques dans le cours des siècles. (Geiger, Hecker, MM. Webster, Bœrsch, etc.)

Thérapeutique générale. — D'où vient qu'ayant donné lieu à d'importants travaux, (Vallesio, Conring, Juncker, Alberti, Hamberger, Hebenstreit), elle se trouve depuis un certain nombre d'années, avoir perdu de vue les faits généraux qui servaient à la diriger? — Distinction majeure à établir, n'en déplaise à M. Magendie, entre les effets pharmaceu-

que qui a empêché le développement des sciences physiques, et le panthéisme des néologues tend à empêcher celui des sciences physiologiques, parce qu'ils ne reconnaissent aucune distinction primordiale. — Ils confondent ce qui est matériel avec ce qui est substantiel, la réalité avec la vérité. — Philosophes, naturalistes et médecins, qui ont ouvert les voies au primordialisme expérimental (Herschel, Darwin, Schlegel, Liebig, etc.) — La médecine a constamment repoussé le matérialisme. Son histoire bien faite le dira. — Rentrée dans ses voies, elle reprendra la suprématie qui lui appartient dans le développement normal des sciences. Idées de M. Amart sur l'association intellectuelle.

On s'étonnera sans doute de ce que nous ne faisons pas une étude particulière des crises, bien que, cette question occupe une grande place dans les écrits des anciens pathologistes. La raison c'est que selon nous, les crises sont inséparables de toutes mutations pathologiques. Elles n'ont donc pas d'existence matérielle, isolée, elles ne sont que les *moments ou mouvements* (Reil), selon la racine commune et profonde de ces deux mots, des évolutions morbides. Tout en acceptant les vues si vastes des anciens, nous devons chercher à les préciser, à les circonstancier. C'est ainsi que l'interprétation hippocratique, sans changer ni son principe, ni son but, a passé par des phases diverses (Sydenham, Glass, Stoll P. Frank). — Voilà pourquoi l'étude des crises, se retrouvera pour nous dans celle des différents genres de maladies. Nous pourrions en dire autant de l'expectation. Dans ces deux questions corrélatives l'une de l'autre, et par les mêmes raisons, il faut faire sortir de la notion qui est vraie dans son universalité, les notions pratiques qui doivent s'en développer sous forme de conséquences. Tout en attachant une grande importance à la force primitivement dévolue à l'organisme, en tant que vivant, puisque nous appuyons sur cette force la définition de la maladie, nous sommes fort éloigné du naturisme qui prit faveur sous le patronage de Jean-Jacques, malgré les sarcasmes de Voltaire.

Dans notre siècle remarquable par son indécision intellectuelle paraîtrons-nous trop vieux pour n'avoir pas négligé les méditations de nos ancêtres qui, bien que nous disions, nous ont ouvert la voie de l'observation et du progrès? Ou bien serons-nous par hasard accusé d'être trop jeune et novateur parceque nous posons des questions qui ont été dissimulées jusqu'ici. On agira sans doute à notre égard de l'une et de l'autre sorte.

Nous voulons, bannir de la médecine les illusions théoriques, rendre impossibles les systèmes, et faire que la pathologie générale redevienne pathologie universelle. De ce qu'il y a synergie de l'organisme dans toute maladie, il ne s'ensuit pas qu'il n'y ait que des maladies primitivement générales, et c'est se tromper que de vouloir, à l'exemple de Stoll qui est complimenté par son commentateur Eyérel d'avoir voulu le faire, ramener toutes les maladies à la doctrine des fièvres: *Omnia ad doctrinam febrium revocare.* Car c'est inévitablement marcher au dynamisme pur. Cette conception, qui fait de l'état fébrile le plus haut type de la maladie, est vraie *logiquement*; car il ne peut y avoir qu'une définition de l'état morbide, mais elle ne mène à la détermination d'aucun genre. Or, il faut prendre garde que la philosophie médicale n'absorbe la pathologie générale. On a vu trop souvent les esprits qui se laissaient entraîner par le formalisme, faire de la définition commune à toutes les maladies un seul genre nosologique, faute de donner un accès assez facile aux réalités de l'observation. La maladie, dit un auteur de la collection Hippocratique, est une; mais ses formes (ιδεαι)sont diverses. Cette proposition a été bien développée par Dagoumer et par M. Poppléton. Donner la suprématie à un genre de maladies au détriment des autres maladies générales, c'est par là même se placer dans le faux. B. di Moor partait déjà de ce raisonnement pour renverser l'humorisme dans son ouvrage sur la restauration de la médecine.

Nous ne manquerons pas, quoi qu'on fasse, de trouver des juges compétents et impartiaux. C'est à l'Institut de nous en fournir d'abord sur les questions capitales, d'où résulte l'établissement des rapports de la médecine avec les autres sciences. L'illustre baron Cauchy, qui a lu, il y a peu d'années, un mémoire sur la vie considérée comme condition propre et primitive des faits organiques, MM. Flourens, Lallemand, Lelut, ne sont pas hommes à s'en laisser imposer par les préjugés de l'école.

Les études dont nous livrons maintenant les résultats à la publicité, seront, nous l'espérons, utiles aux praticiens en leur donnant la conscience de leurs forces, dont ils semblent ne pas assez se prévaloir, aux élèves en leur faisant connaître la juste valeur des termes essentiels du langage médical, en leur mon-

trant l'étendue de la science dont ils embrassent, la
profession et en leur fournissant d'utiles indications,
pourvu qu'ils y réfléchissent, sur la direction qu'ils
doivent suivre conformément à l'époque à laquelle
nous appartenons. Tout en se gardant de renoncer
à l'habitude qui ne saurait leur être trop familière,
de colliger des observations aussi *complètes*, *que
possible* dans les hôpitaux, qu'ils ne s'imaginent
pas que l'on puisse, comme par le passé, faire prendre des masses de faits indigestes pour des travaux
remarquables. Le temps est venu pour la science
médicale où l'intelligence doit reprendre son empire.
Les membres du sacerdoce y trouveront aussi plus
d'un sujet digne de leurs méditations ; car si la loi mo-
rale doit être absolue, idéale, sous peine de tomber
dans la versatilité, il n'en est pas moins indispensable
de tenir compte pour chaque chose des circonstances
propres à chacun. C'est par là, pour le dire en passant, que la religion catholique a conservé son ca-
ractère d'universalité sans tomber dans l'unitarisme
systématique. La physiologie aide les esprits trop
dogmatiques à entrer dans les voies de la charité.
Parmi ceux qui ont fait preuve d'une haute capa-
cité en alliant l'étude de la médecine à l'étude de
la théologie, nous citerons MM. Bautain, Beau-

mont , Debreyne , Faurichon , Maupied , etc.

L'éducation n'a-t-elle plus besoin du concours de la médecine? Medicorum eadem est causa, quæ professorum, nisi quod justior?.. (Ulpianus.)

Réciproquement les médecins ne doivent pas ignorer les lois morales; car, sans être identiques aux lois physiologiques, elles ne sauraient en être rivales, puisque les unes réunies aux autres, conduisent à l'amélioration de l'homme. On est honteux de l'abus que font certains médecins du mot *nature*; comme si avec ce mot indéfini on trouvait d'emblée la solution des questions si complexes des rapports du physique et du moral.

Bien que nous partagions jusqu'à un certain point l'horreur du poète *contre le profane vulgaire*, nous croyons bon que certains esprits distingués s'enquièrent pour leur sauvegarde et pour celle des autres, des erreurs générales et majeures qui peuvent devenir publiquement dommageables :

Il y a loin de ce que nous disons à approuver la médecine de chacun. Mais aussi l'estime publique n'est pas ridiculement condamnée à se tromper dans des choix qui lui sont d'un grand intérêt.

Ceux qui dans les arts cherchent à exprimer les impressions pathétiques ont besoin de ne pas ignorer la séméiotique. Nous leur réservons comme spécimen un travail sur le rire; car on ne nous paraît pas avoir compris que cette manifestation physiognomonique ne doit pas être limitée seulement aux traits du visage, qu'elle entraîne une coordination particulière de tous les mouvements, qu'elle est enfin la plus étendue comme la plus profonde des manifestations animiques.

Nous avons d'assez bonnes raisons de penser que les hommes chargés actuellement de présider aux destinées de l'enseignement prendront notre enquête en considération. Pour savoir ce qu'il y a à faire en faveur de la médecine, il faut bien savoir où elle en est. M. Guizot et Salvandy avaient promis tour à tour une chaire de philosophie médicale ; mais ce qui manquait, hélas, c'était la philosophie médicale elle-même. Or l'éclectisme, si élevé qu'il fût officiellement, n'y pouvait rien.

Nous avons promis et nous donnerons l'index des auteurs contemporains et modernes qui nous auront aidé à édifier notre pathologie générale. C'est de notre part l'expression d'un dessein que nous espérons réaliser. Nous voudrions qu'une médaille en argent de la plus grande dimension reproduisît d'un côté les noms de tous les médecins modernes du

XVIe au XVIIIe siècle qui ont contribué indubita-
blement à l'avancement de la science sans fausser
la tradition et sans dévoyer la pratique, et de l'autre
côté les noms des médecins de notre siècle qui ont
lutté contre l'envahissement des derniers systèmes.
Sur la face de la médaille on graverait ces mots :
lumen a limine, et sur le revers, *pathologia universalis.* Elle serait décernée, chaque année, au meil-
leur mémoire de ceux qui auraient été couronnés par
les sociétés médicales de Paris et des départements.
Ne voyons-nous pas, dans les concours, que l'on pro-
nonce un jugement entre des candidats qui ont été
soumis à des questions différentes. Ce serait s'ins-
crire en faux, en rendant à la tradition sa véritable
autorité, contre cette idée malheureuse que le progrès doit se faire par renversement et par négation.

R. Boyle, qui fit assurément mieux et plus que
Bacon pour les sciences physiques, parcequ'il joignit
l'exemple aux préceptes, et parcequ'il les comprit
plus philosophiquement, avait fait une fondation
dans un but analogue. On pourrait ajouter à la médaille la belle traduction d'Hippocrate par Littré et
une collection complète des instruments de physique et de chimie dont le médecin doit être pourvu.
Nous les indiquerons plus tard. Aujourd'hui on se

perd dans de faux raisonnements pour faire des sciences accessoires les bases de la médecine ; mais on n'en parle tant que pour ne pas s'en occuper laborieusement et utilement. N'y aurait-il plus dans notre pays de France, que Scaliger considérait déjà de son temps comme le pays des belles doctrines, de quoi encourager le vrai mérite?

En parlant de ce qui s'est fait en dehors de l'école, nous n'avons pas mentionné, parce que leur enseignement ne se rapporte pas directement au nôtre, des leçons qui, avec un zèle tout spontané, sont données en face de l'école officielle. Ce que l'on peut dire de plus en leur faveur, c'est que les jeunes gens ne puisent pas ailleurs que là les connaissances classiques : *cav ant consules.*

On peut signaler en particulier M. Beau qui cherche à mettre les esprits sur la voie d'une médecine plus intelligente que la scolastique ordinaire. Mais à lui, comme à MM. Monneret et Bouchut, nous demanderions plus de netteté dans l'expression et plus de cohésion dans l'ensemble. Ces deux conditions ne peuvent être réalisées que si l'on dégage d'abord de toute ambiguité les questions de pathologie générale.

Pour ce qui est du doyen , M. Dubois , on ne

saurait par aucune louange ajouter à sa réputation méritée.

N. B. Ce mode de publication par livraisons offrira entre autres avantages celui de pouvoir publier à la suite de l'exposition dogmatique un épilogue où nous répondrons aux objections qui nous auront été faites : déjà nous en avons enregistré plusieurs; afin de constater plus exactement l'état des esprits. Nous conserverons à cette controverse la forme vivante du dialogue.

Nous ne pouvons mieux clore cette introduction qu'en citant un passage de M. Pidoux (de la réforme médicale moderne) : on verra si nous avons exagéré.

« L'indifférence pour les idées générales n'est,
« en effet, ni si réelle, ni si profonde qu'on le dit.
« Il ne faut pas s'y tromper : ce dédain vient bien
« moins de ce qu'on domine les principes, que de
« ce qu'ils sont placés à une hauteur à laquelle on
« n'atteint pas. Cela n'est vrai que des maîtres. La
« jeunesse dans son désintéressement et sa foi, a
« toujours des instincts très-élevés. Ah ! comme on
« la verrait affluer, si la pathologie et la thérapeu-
« tique générales étaient professées quelque part ! »

PARIS, IMPRIMERIE DE MOQUET, RUE DE LA HARPE, 92.